3.

MÉMOIRE

SUR CETTE QUESTION,

Est-il utile en Artois de diviser les Fermes & Exploitations des terres ; & dans le cas de l'affirmative, quelles bornes doit-on garder dans cette division ?

Ouvrage qui a remporté le prix à l'Académie d'Arras le 26 Avril 1786.

Par M. DELEGORGUE le Jeune, Avocat au Conseil d'Artois.

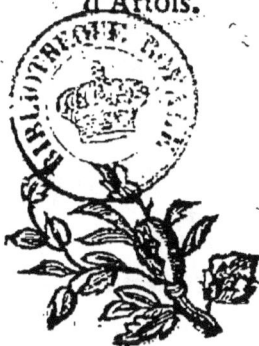

M. DCC. LXXXVI.

A MESSIEURS

Les DÉPUTÉS Généraux & Ordinaires des Etats D'ARTOIS.

MESSIEURS,

JE puis fans doute, & je dois vous offrir un Ouvrage déjà dédié, dans le fonds de mon cœur, à ma Patrie. Vous qui coopérez fi bien à fa confervation, à fon bonheur, pourriez-vous défapprouver mon premier hommage; l'amour que l'on voue aux enfans peut-il jamais déplaire à leurs peres? Ce foible effai de mes forces, que j'ofe vous préfenter, eft, MESSIEURS, bien plus vôtre Ouvrage que le mien; fans doute il a été produit par une étincelle du feu Patriotique qui vous anime.

Occüpé jufqu'à préfent à dépofer dans le Sanctuaire de la Juftice les plaintes, les larmes ou les juftes demandes de mes compatriotes, j'ai penfé que je pouvois préfenter au Tribunal de la raifon les obfervations d'un Citoyen.

Dès ma plus tendre jeuneffe j'ai regardé l'inaction & le défœuvrement comme

A 2

un annéantissement , je me suis accoutumé à me délasser en changeant d'occupations. Transporté au mois de Septembre dernier dans une campagne où le désir d'être utile me suivoit , j'ai réfléchi sur les suites d'un sistême dont je croyois avoir entrevu l'illusion & le danger. Je sçavois qu'un concours étoit ouvert sur l'avantage ou les inconveniens de son admission. Mon amour propre n'a pas eu le temps de réclamer, j'ai écrit , & bientôt je me suis persuadé qu'il étoit de mon devoir de communiquer au Public des réflexions qui pouvoient n'être pas couronnées , mais qui ne pouvoient jamais être blamées.

Mon seul regret , MESSIEURS , a été de ne pouvoir leur donner plus de poids & d'étendue. Il auroit fallu ravir aux individus un temps que mon état me force à leur consacrer tout entier, pour le donner au Corps que je desirerois servir dans tous les temps.

J'ai l'honneur d'être avec le plus profond respect , MESSIEURS ,

Votre très-humble & très-obéissant Serviteur.
DELEGORGUE le Jeune.

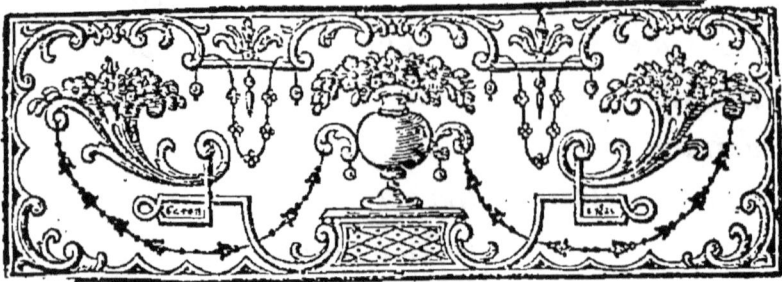

MEMOIRE

SUR CETTE QUESTION,

*Est-il utile en Artois de diviser les Fermes
ou Exploitations des Terres.*

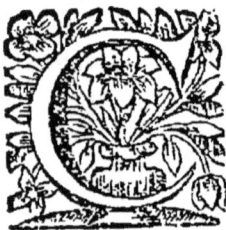

Ette Question dictée par le Patriotisme honore les hommes respectables qui la proposent, sa discussion ne peut donc qu'honorer le Citoyen qui entreprend de la traiter, parce que, quand il ne parviendroit pas à mériter tous les suffrages par la profondeur des raisons, l'élegance & la recherche du stile, le brillant du détail, la beauté de l'ensemble, il a toujours droit d'attendre qu'on lui tiendra compte de ses efforts pour découvrir une vérité utile.

L'ARTOIS, Province autrefois florissante, avoit, pour attirer dans son Terroir, & surtout dans sa Capitale, les richesses de l'étranger, un Canal qu'elle a totalement perdu par le malheur des circonstances; des Manufactures considérables, en em-

ployant une foule de bras, amenoient l'or dans la
Province, & fourniffoient aux hommes les moyens
de vivre avec aifance : lors de leur décadence, elle
étoit perdue, fi une nouvelle fource d'abondance
ignorée jufques lors ne s'étoit découverte. Nos
peres nous ont appris qu'entre l'époque où les Manufactures de l'Artois ont été annéanties, & celle
où l'Agriculture & le Commerce des productions
de la terre ont commencé à être en vigueur dans
cette Province, il s'eft écoulé un intervalle de temps
pendant lequel fes malheureux habitans avoient à
peine le néceffaire. L'or, ce nerf de l'induftrie, avoit
fui avec les Arts & les Artiftes, la Campagne étoit
dépourvue ; quelques Cultivateurs plus éclairés que
les autres appercevoient bien les moyens d'en tirer du fein de la terre ; mais ils n'avoient pas les
facultés de l'y faire germer , & la multitude ne
croyoit pas que l'on pût lui en demander davantage qu'elle n'en donnoit ; ainfi une partie des terres étoit en friche, & l'autre mal cultivée ne ren-
doit que la moindre partie de ce qu'on pouvoit en
exiger ; des ufages , des loix mêmes que nous re-
gardons aujourd'hui à jufte titre comme bifarres &
pernicieux, mettoient alors une borne à l'induftrie
du Colon ; il lui étoit défendu de faire porter plus
de deux fois pendant trois ans des fruits à fa terre , & lui qui devoit fçavoir mieux que tout autre ce qu'elle pouvoit lui rapporter fans le priver
pour l'avenir du fruit de fes travaux , étoit con-

traint de la laiffer fterile pendant une année fur-
trois.

Ces loix & ces ufages prouvent, ou que les Cultivateurs du temps où ils ont été introduits n'a-
voient pas la même induftrie que ceux de nos jours,
ou qu'ils n'avoient pas les moyens de la dévelop-
per, & je fuis autorifé à croire que ce fut cette
dernière raifon qui les maintint fi long-temps
en vigueur, puifque, lorfque les Fermiers ont
prouvé qu'en cultivant les terres d'une autre manière & avec plus de frais, elles ne devoient pas ref-
ter dans une ftérilité funefte & contraire au bien public, ces loix & ces ufages furent généralement
abrogés & annéantis. Le bled, le feigle, le fcour-
geon, l'orge & l'avoine étoient prefque les feuls
produits de la terre ; bientôt on imagina de lui
faire porter des lins, colfats, camomilles, navet-
tes & autres grains de même efpèce. Ces récoltes
devinrent d'autant plus précieufes qu'en enrichif-
fant le Propriétaire & le Fermier elles ouvroient
néceffairement une nouvelle fource de fubfiftance
pour les pauvres habitans de la Province. Les hommes furent employés à tordre les graines pour en
exprimer l'huile qu'elles contiennent, ou apprêter
la tige du lin, pour en faire paffer l'écorce entre
les doigts plus tendres & plus délicats de leurs
femmes & de leurs enfans ; l'air retentit bientôt
du bruit des tordoirs, l'eau blanchit fous les nacels

les des... ...ers, & le silence de la nuit fut interrompu
par le chant des fileuses; n'oublions jamais que nous
devons ces nouveaux canaux d'où découlent les
richesses de l'Artois au génie, aux fatigues, aux
travaux & peut-être au malheur des Fermiers qui,
les premiers, furent assez hardis pour faire des expériences que le succès ne couronna pas toujours;
s'ils n'y ont pas sacrifié, ils y ont au moins risqué
ce que je n'oserois appeller leur fortune, si je n'é-
tois sûr qu'on entend encore aujourd'hui par ce
mot un gain lent, modique, honnête & légitime:
il leur falloit des sémences qu'ils devoient faire venir à grands frais de l'étranger; il leur falloit des
fumiers qu'ils ne pouvoient trouver chez eux qu'autant qu'ils auroient eu des troupeaux assez nom-
breux pour les produire, des engrais qu'ils font
encore obligés de se procurer d'ailleurs; il leur
falloit une nouvelle façon de culture nécessaire-
ment plus coûteuse que celle employée jusques-
là pour les autres productions; croira-t-on que ces
épreuves dispendieuses ayent été faites par des
Particuliers de Campagne vivants à peine du produit de modiques portions de terre dont ils ne
pouvoient presque pas payer le Fermage ? Non !
Elles font dûes à ces hommes d'un génie plus en-
treprenant ; elles font dûes aux gros Fermiers qui
seuls étoient à portée de les faire, parce que dans
le cas où elles n'auroient pas réussi, ils pouvoient
toujours espérer que l'abondance des récoltes ordi-

naires fur leurs autres terres compenferoit en partie la perte qu'ils auroient faite d'après ces épreuves. Si je me fuis étendu avec complaifance fur les talens, j'ofe même dire le dévouement de ces bienfaiteurs de l'humanité, de ces reftaurateurs de la richeffe & du bonheur de l'Artois, je ne veux pas que l'on croye que j'y ai été engagé par d'autre motif que celui d'une juftice impartiale, & par un fentiment de gratitude, qui devroit peut-être m'être commun avec tout homme fait pour fentir & reconnoître les obligations que le plus opulent des Propriétaires contracte toujours avec le plus pauvre des Cultivateurs. Je ne fuis pas Fermier & n'efpere jamais avoir l'honneur de l'être ; mais j'aime cet état qui me paroît réellement le plus noble, parceque tous les autres, quelques nobles qu'ils foient, ne feroient rien fans lui. Je fçais que l'intérêt particulier entre toujours pour quelque chofe dans les vûes & les entreprifes des Fermiers ; mais je fçais auffi que fouvent ils profitent peu de leurs fuccès, & qu'ils font quelquefois la victime du mauvais événement de leur épreuves ; mais je fçais auffi qu'un Cultivateur pauvre ou ignorant, & fouvent l'un & l'autre à la fois, ne peut en faire, & c'en feroit affez pour que je conclue qu'il faut en Artois, des Fermes & des Fermiers, fi je n'entendois pas la réponfe que l'on m'a fans doute déjà faites *Il n'eft plus befoin d'épreuves, me dit-on, par conféquent il ne faut plus de gros Fermiers : la culture eſt parvenue en Artois à ſon plus haut point de perfection, le dernier habitant d'un village ſçait cultiver comme le premier Fermier, donc il eſt utile en Artois de diviſer les Fermes ou Exploitations des terres.*

Ce raiſonnement me ramene à la Queſtion que je dois examiner en préſence d'une Compagnie de ſavans qui joignent à cette précieuſe qualité le titre reſpectable de Citoyens de l'Artois. Je vais le faire d'après les connoiſſances de la ſpéculation, ou de la théorie, & les lumieres de l'expérience, ou de la pratique.

S'il reſte des épreuves à faire, ſi l'Agriculture n'eſt pas portée à ſon dernier point de perfection, il n'eſt point douteux qu'il ne faille dans la Province de gros Fermiers, c'eſt-à-dire, (car je ne me ſuis pas expliqué juſqu'à préſent ſur ce que j'entends par cette dénomination) des Fermiers qui joignent à un bien honnête & honnêtement gagné, (eh! cette claſſe aſſez heureuſe, pour ne compter parmi les Membres qui la compoſent que des hommes qui n'ont jamais fait qu'un gain irréprochable, en poſſede-t-elle d'autre?) une Exploitation aſſez conſidérable pour les mettre à portée d'éprouver encore; or, je ſuis loin de croire que la Culture ſoit portée, dans cette Province, au dernier dégré de perfection; on y connoît encore une foule de

terroirs où l'affolement a lieu , c'est-à-dire où la
nature reste oisive pendant une année sur trois ,
& où un tiers de la richesse du terroir est annéanti. Bientôt, peut-être ? ...... Flateuse espérance qui ne peut se réaliser que par des expériences heureuses ? ..... Expériences qui ne peuvent
être tentées que par de gros Fermiers, & qui sont
perdues , s'il faut diviser les Terres & les Exploitations. Eh ! les Quartiers de St. Pol & Hesdin ,
tout ce qui avoisine la Picardie & les deux tiers
de l'Artois ne languissent-ils pas dans l'attente
d'un heureux développement qui les mette au ni-
veau des Cantons de Lille , Douay , Bapaume ,
Lens & La Bassée.

Mais ces expériences n'ont-elles pas été faites
dans ces Cantons ? La nature du sol ne s'y est-elle
pas refusée ? Ou la maladresse des Fermiers n'a-t-elle
pas été un obstacle à l'expansion d'une découverte qui pouvoit-être heureuse , si elle avoit été bien
exécutée ?

Voici ma réponse à cette interrogation que
je me fais à moi-même & que l'on me feroit
peut-être.

On connoît dans ces Cantons peu ou presque
point de Fermiers ; il se peut que la nature du Sol
soit différente de celle des terres des autres Quar-

tiers que je viens de nommer ; mais la terre renferme
par-tout les mêmes principes végétatifs, (a) il ne
s'agit que de les mettre en mouvement, sa fécon-
dité sera la même ; les habitans des autres Quartiers ne sont parvenus qu'à force de peine, de travaux & d'épreuves à en tirer un produit, une abondance qu'elle ne veut donner qu'à la fatigue & à
l'industrie ; malheureusement cette industrie doit-
être aidée par la richesse & la dépense ; un bon
Fermier, sur le bord de sa tombe, apperçoit seule-
ment que la terre qui l'a nourri, qui lui a donné
même une certaine abondance qu'il a eu soin d'é-
pargner, pouvoit faire plus pour lui, s'il avoit pû
faire plus pour elle ; il communique à son fils ses
lumières & ses idées, & le fruit de ses épargnes
risqué pour les mettre en pratique rapporte peut-
être au fils au delà de ses espérances ; voilà l'histoire
de ce que l'on appelle la fortune des Fermiers, &,
disons-le avec le respect de l'admiration, celle de
l'état florissant de l'Agriculture dans certains Cantons de l'Artois ; dans les autres qui n'ont pas encore éprouvé la même révolution, il faut donc
absolument, & il est de l'intérêt général de la Province de laisser les Fermes telles qu'elles sont ; ou

---

[a]. Je n'ignore pas qu'il existe des terres que tout
l'art de la culture ne sçauroit fertiliser, ce n'est pas de
celles-là que je parle.

plutôt comme elles sont peu considérables , il faut
desirer qu'on les augmente , & ce n'est que par ce
moyen qu'on obtiendra l'heureux accroissement
de richesses que l'Artois a droit d'espérer de ces
Cantons. Il est également nécessaire de conserver
les grosses Exploitations dans ceux ou la Culture paroît portée à un plus haut point ; mais
où elle n'est pas , & il s'en faut , à sa perfection ;
pour convaincre de cette nécessité , balançons un
instant , les avantages généraux & particuliers sor-
tant de l'existence des grosses Fermes avec ceux
qu'on pourroit entrevoir de leur dissolution ; com-
mençons par ces derniers , & suivons un instant
les enthousiastes intéressés qui les premiers on crié
à la division des Fermes , sans avoir entrevu , dans
leur projet , d'autre lointain que l'accroissement
peut-être momentané de leur fortune : & voilà ,
je ne dis pas un des avantages les plus réels , mais
le seul avantage illusoire que l'on puisse faire sortir
de leur systême.

On n'ignore point qu'ils ont couvert leur in-
tention secrete du masque séducteur de l'intérêt
public ; tous les habitans de chaque Paroisse auroient eu des terres à cultiver ; plus de pauvres
dans les Campagnes ; l'abondance se feroit logée
dans les Chaumières qui , jusques-là , n'avoient été
que le réceptacle de la misère ; plus d'ouvriers ;
plus de domestiques ; tous les habitans des Villages

feroient Fermiers ; tel a été le cri des feſateurs du ſyſtême de la diviſion des Fermes. Triſte appas dont je ferai voir l'illuſion dans un moment ? Quant à préſent , je ſuppoſe toutes ces promeſſes templies , à l'exception de celle d'une abondance que je vais démontrer n'en pouvoir être la ſuite ; qu'en réſulteroit-il pour l'intérêt public de la Province & de l'Etat ? Le voici. Il n'y auroit plus de gros de Fermiers , mais des Cultivateurs dont l'Exploitation ne feroit pas ſuffiſante pour leur donner ni granges ni greniers , ni le temps de conſerver leurs grains pendant les longueurs de l'hiver , ni la faculté de les tranſporter dans les grandes Villes , ni les moyens de faire produire de ces grains dont la pleine réuſſite eſt rare , & dont l'apprêt & la vente ſont une des principales branches du Commerce de l'Artois ; qu'arrivera-t-il alors ? Ces Cultivateurs ſe hâteront de vendre auſſitôt après leur récolte les grains qui en proviendront , en ſuppoſant qu'ils en euſſent plus qu'il ne leur en faudroit pour leur propre conſommation : des Monopoleurs adroits ſe hâteront de les acquérir à un prix d'autant plus modique que la preſſe de vendre ſera toujours néceſſaire , & dix individus peu délicats qui auront l'avantage de ſe trouver , ou propriétaires , où dépoſitaires de fonds à faire valoir , magaſineront dans un temps, & vendront dans celui où la Campagne ſera

épuifée , à un taux triple & quadruple de celui de
leur acquifition; heureux encore , lorfque ces fang-
fues voudront bien fe contenter d'un gain qui leur
paroîtra fûrement encore trop modique & que je
ne veux pas fuppofer plus haut , parce qu'on pourroit me croire intéreffé à effrayer fur les fuites d'un
fyftême que je crois funefte.

Quelle foule de conféquences réfulte de celle
que je viens de déduire , & qui fe préfentoit naturellement ?

Les gros Fermiers font actuellement nos ma-
gafiniers , & jamais, tant qu'ils le feront , on ne
pourra craindre les effets du Monopole que je
viens de faire entrevoir , comme je le conçois , &
qui fera toujours impraticable pour eux , on en
prévoit aifément les raifons ; je me hâte , pour ne
pas pefer fur les détails de paffer à d'autres réflexions qui me paroiffent bien propres à convaincre que la divifion des Fermes ne peut , toujours
dans ma fuppofition , qu'être préjudiciable au bien
public.

On ne peut me nier qu'une de fes bafes ne foit
l'abondance des productions en tous genres , parce que delà naiffent la force & l'étendue du Commerce & par fuite la richeffe de l'Etat.

On ne me niera pas non plus que les huiles ;

le lin, la laine, la viande ne foient néceffaires,
& ne doivent concourir à la richeffe de la Province, par l'élévation de la branche de Commerce
dont ils font l'objet & l'importance de leur confommation.

Si l'on annéantit les Fermes en les divifant,
outre que les grains ordinaires & de premiere néceffité diminueront abfolument de quantité & de
prix; de quantité, parce que les particuliers réduits
à un petit nombre de mefures de terre ne pourront faire des fumiers fuffifamment pour donner à
leurs terres l'engrais néceffaire pour en augmenter
les récoltes; de prix, par les raifons que je viens
de préfenter; les denrées de feconde néceffité,
les huiles, le lin, la laine & la viande, ou man-
queront totalement dans la Province, ou y devien-
dront fi rares que les habitans ne pourront s'en
procurer qu'à grands frais, & en les faifant venir
des Provinces voifines, parce qu'un Cultivateur
qui n'aura que quatre, fix, & même dix mefures de terre à labourer, n'aura que ce qu'il lui
en faudra pour y femer des grains ordinaires,
n'aura point les engraïs néceffaires pour s'en procurer d'autres, n'aura point de Béftiaux qu'il puiffe engraiffer, point des Moutons qu'il puiffe dé-
pouiller, chaque année, de leur toifon & vendre,
ne pourra point faire d'éleves, n'ayant tout au
plus que ce qu'il lui faudra pour la nourriture d'une

vache

vache dont le lait fuffira à peine à la confommation de fa maifon, n'aura pas devant lui les fonds néceffaires pour les frais de la Culture & pour parer aux calamités trop ordinaires aux fléaux des faifons, des non-valeurs, &c.

Un Ouvrier de Campagne eft encore plus heureux qu'un de ces nouveaux Cultivateurs à qui l'on donneroit une modique portion de terre à cultiver. Il a ordinairement fa petite propriété, ou il y fupplée par une location modique qui le met en état de tenir une vache & d'engraiffer un ou deux porcs pour fa confommation. La Culture lui demande peu de temps, le refte eft employé à faire la moiffon du Fermier, battre fes grains, les apprêter, les voiturer ; fon gain eft toujours affuré, & il eft proportionné à la peine qu'il fe donne ; il vit fans inquiétude, gai & content de fon fort : combien n'auroit-il pas davantage de foucis & d'embarras, fi on lui donnoit à cultiver une portion peu confidérable de terre dont il devroit d'abord fonger à payer un prix que l'on rendroit prefque toujours exceffif ; car, je l'ai dit, je le répéte, l'intérêt feul, & un intérêt mal vu, égoïfte & funefte guideroit la plûpart des Propriétaires dans la divifion.

L'intérêt public & l'intérêt particulier des Habitans des Campagnes exigent donc tous deux

B

qu'il y ait des Fermiers ; je puis y joindre celui même des Propriétaires : il est en effet bien
intéressant pour eux que leurs terres soient
bien cultivées & engraissées , & elles le
seront toujours beaucoup mieux par des Fermiers
que par de pauvres Particuliers ; je l'ai déjà démontré ; je le prouverai encore d'une manière
plus convaincante , lorsque j'examinerai l'impor-
tante Question que je traite du côté de la pratique & de l'expérience ; je me contenterai, quant
à présent , d'ajouter à l'appui de la première
partie de mon raisonnement , une réflexion qui,
toute naturelle , me paroît du plus grand poids; la
voici.

Un simple paysan se souciera toujours moins
d'augmenter le produit de sa terre que d'épar-
gner sur les frais , parce que les avances lui seront plus pénibles que les profits ne lui seront
utiles , parce que la nullité ou la modicité de
sa fortune , ou lui ôteront les moyens d'y four-
nir , ou le rendront timide sur la dépense : ainsi
son objet n'étant pas tant de mettre un fonds
en valeur que d'y faire peu de frais , s'il s'assure
un gain actuel , ce sera bien moins en améliorant
la terre qu'en l'épuisant , & le mieux qui puisse
arriver dans ce cas , c'est qu'au lieu de l'épuiser ,
il la néglige. Ainsi pour un peu plus d'argent ,
un Propriétaire avide ou peu sage , préparera à

lui-même, & à ses enfans de grandes pertes, de grands travaux & quelquefois la ruine de son patrimoine.

Le Fermier aisé, riche même, si l'on veut, fera la Culture des mêmes terres à plus grands frais que le simple Particulier, mais cette Culture étant beaucoup meilleure, le produit en sera plus grand, & si le Fermier y gagne davantage, le Public, l'Etat, & parconséquent tous les individus qu'il renferme y gagneront, & le Propriétaire n'y perdra pas.

Qu'il me soit permis d'emprunter de l'Auteur du Mémoire sur l'Agriculture imprimé à la suite du traité de la Population, une réflexion qui peut servir de corollaire à celle que je viens de présenter.

Cet Auteur avoit dit, qu'une bonne Culture coûte moins qu'une Culture languissante, & il s'explique.

» Je ne prétends point, dit-il, avancer qu'un seul » labour donné négligemment coûte autant que » quatre ou cinq fortes raies, la marne, le fumier, » la herse, mais suivez-moi.

» Dans les pays de grande Culture, par exem- » ple, si ce gros Fermier qui a douze ou vingt

» chevaux, bien des bestiaux & du fumier, en-
» treprend de façonner neuf ou dix arpens de plus.
» qu'il n'en avoit dans son Exploitation ordinai-
» re, ce surplus est un jeu pour lui, & l'augmen-
» tation des frais ne lui en sera presque pas sen-
» sible ; ce pauvre paysan au contraire, qui n'a
» que ses bras, & qui gagne sa vie à se louer
» aux récoltes l'été, & à battre en grange l'hiver,
» possede néanmoins deux ou trois arpens de
» terre; pour les faire labourer, il faut qu'il en paye
» les façons ; le Fermier voisin les lui fera, mais
» sans fumier, & dans la règle stricte, &
» ces façons sont si cheres que le paysan, las de
» n'avoir que l'espérance pour lui, est obligé de
» les louer à l'année au prix le plus modique ;
» comparons encore, ajoûte l'estimable Auteur
» que je cite, ce gros Fermier, à un Fermier
» mal en fonds. Les chevaux de ce dernier sont
» mal nourris & dépérissent ; il les achete cher
» & les vend mal ; leur travail qui les épuise,
» ne vaut rien ; nul profit des Bestiaux, parce-
» qu'il n'a pas les moyens d'en faire les avances,
» & parce que ses foibles récoltes ne lui four-
» nissent pas assez de fourrages, d'où s'ensuit
» une dégradation progressive de sa Culture &c.
» & toutes ces pertes réunies écrasent l'un,
» tandis que l'autre prospère; il est donc vrai de
» dire qu'en général une bonne Culture est moins
» coûteuse qu'une Culture languissante.

Enfin les Fermiers de l'Artois ont acquis ou hérité de leurs peres, les connoiffances effentiel-les à leur profeffion. Une foule d'obfervations les a inftruits de la manière dont les terres qu'ils exploi-tent doivent être labourées, du temps de les fumer, de l'efpèce d'engrais qu'ils doivent leur donner, de la graine qu'elles produifent avec plus de faci-lité ou d'abondance, du moment où elle doit-être jettée. Toutes ces connoiffances font étrangè-res aux fimples ménagers, aux ouvriers de la Cam-pagne qui n'ont fouvent qu'un potager & une pe-tite pièce de terre y tenante à cultiver; ainfi fans l'art du Fermier, l'Agriculture rentreroit néceffaire-ment dans le néant d'où elle a été tirée; fi l'on entreprenoit de divifer les Fermes, il faudroit donc, recommencer à partir d'un point dont il faut. avouer que nous fommes bien éloignés, à moins qu'on ne parvienne, (ce qui eft de toute impof-fibilité) à donner à ces nouveaux Cultivateurs une régle de Culture qui devroit varier à l'infini, d'après la nature du Sol de l'Artois qui n'eft pas le même, je ne dis pas dans toutes les parties de l'Artois, je ne dis pas dans plufieurs Terroirs de ces mêmes parties, je ne dis pas, même dans deux mefures de terre qui fe touchent, & ne font feparées que par une borne ordinaire, mais je dis dans l'efpace de quelque verges des terrein.

Seroit il d'après cela , je le demande , utile
en Artois de diviser les Fermes ou Exploitations
des terres , & cette division en interrompant le
pours des expériences qui doivent amener l'art de
la Culture à sa perfection , ne replongeroit-elle
pas la Province dans l'état de détresse & de misère d'où elle n'a été tirée que par les progrès ,
les découvertes & les succès des Fermiers ? Que
penseroit-on d'un Architecte , qui , préposé à la
surveillance d'un édifice somptueux , après l'a-
voir vû élevé à une certaine hauteur suivant
les règles de l'art par un Maçon expert & en-
tendu , proposeroit de détruire son ouvrage pour
le faire édifier de nouveau par un simple ouvrier
dont la fonction auroit été jusques-là de porter les matériaux sur le chantier ? Que penseroit-on d'un florimane qui , après avoir vu ses
jardins ornés par les soins , l'art , les épreuves &
les succès d'un savant Jardinier , choisiroit , en le
congédiant , pour tirer plus de parti de son jar-
din & le rendre plus brillant , un apprentif sans
connoissances & sans talens ? Et voilà ce que
feroient les Propriétaires en divisant leurs Fermes. Diroit-on que l'art de la Culture des grains
les plus essentiels est plus simple que celui d'une
plante de pur agrément ; on diroit une absurdité
contre laquelle s'éleveroient , non-seulement tous
les Agronômes , mais même tous les hommes
qui ont vu d'un œil tant soit peu sérieux ou phi-

lofophique ; les travaux du labourage. Non ; il faut des Fermes, cela eft fûr en théorie, je crois l'avoir démontré ; puis-je mieux en convaincre qu'en établiffant cette vérité fur la pratique & l'expérience ?

L'Artois eft une des Provinces les plus riches du Royaume ; c'eft une vérité inconteftable ; quels font les canaux d'où découle fa richeffe ? Eh ! ne l'ai-je pas dit ? Elle ne poffède point de Manufactures, de Fabriques au moins confidérables ; elle n'a point d'autre branche de Commerce que celle des productions de fon Sol, & ces productions dont une partie eft naturellement affectée à l'acquit des Impofitions que le bon & fage Monarque qui nous gouverne eft forcé contre fon propre cœur, d'exiger de tous fes fidèles Sujets pour furvenir aux befoins de fon Royaume, ont fuffi jufqu'à préfent pour faire régner dans la Province une abondance enviée par nos voifins ; donc les Fermiers qui ont forcé le fein de la terre à s'ouvrir pour la répandre font les Artifans du bonheur dont nous jouiffons ; donc c'eft à leurs épreuves, à leur hardieffe, à leurs fuccès que nous devons l'état floriffant de l'Artois. Les expériences n'ont pas été faites par de fimples Particuliers qui n'étoient pas & ne feront jamais à portée de les faire ; l'Agriculture n'eft pas encore portée à fon dernier point de perfection , laiffons aux Fermiers le temps d'y travailler , & nous ne pouvons qu'efpérer de voir fa fplendeur augmenter chaque jour ; mais fi nous allons rentrer dans l'enfance de cet art fi précieux , en confiant nos terres à des individus qui , loin de réunir le flambeau de l'expérience & le feu du raifonnement & de la théorie , n'ont la plûpart pas même la première notion des élémens de l'Agriculture , ne nous expofons-nous-pas , à coup fûr, à voir tarir la fource d'une abondance dont nous ne devons jamais nous laffer , & quand il n'y auroit qu'un rifque à courir , que l'incertitude de l'événement à rédouter , ne devrions nous pas encore préférer notre état préfent à une perfpective incertaine & éloignée ? Nous poffédons la réalité , ne courons point après la chimère.

La fageffe du Gouvernement furveille un feul Citoyen , & ne fouffre pas qu'il rifque la fortune fur le fort d'une carte ; des loix fages ordonnent au Miniftère public de veiller à la deftruction de ces antres où la frénéfie du jeu entraîne fouvent un pere de famille imprudent , un jeune homme infenfé , & cette fageffe & ces loix ne tonneroient pas , lorfqu'il s'agiroit de rifquer la ruine d'une Province , lorfqu'il s'agiroit de jouer fa fortune fur le fort d'un projet ou d'un fyſtême ? Oui , je le dis hardiment , ſi la manie de la diviſion pouvoit ſéduire les Propriétaires des terres de l'Artois , ſi on la voyoit prête à gagner , je ne dirai pas ; les hommes ſages qui n'entendent pas jouir momentanément & en diſſipateurs , mais ces agioteurs ſubalternes qui n'ont la plûpart du temps que l'eſpoir de régir , c'eſt-à-dire , de gagner pendant quelques inſtans ; les Magiſtrats , les Citoyens diſtingués par leur rang & leurs vertus , les Membres reſpectables de l'Aſſemblée générale de la Province , devroient s'élever contre l'expanſion d'un fyſtême ruineux , leur voix devroit ſe faire entendre juſqu'au Trône , & la Juſtice & la bonté d'un Monarque qui ne veut être heureux que par le bonheur de ſes Peuples dicteroient pour l'Artois , des Loix qu'une partie de la Flandre regarde comme la ſauve garde de ſon opulence (b).

Deja quelques Fermes de l'Artois ont été di-

(b). Par les Articles Ier. de la Rubrique 16 , de la Coutume de Bourbourg , & Ier. du Titre 13 , de celle de Furnes , il eſt défendu à aucuns Propriétaires de Fermes de les anéantir , & lorſqu'ils les laiſſent périr de vétuſté , ils doivent être pourſuivis par le Miniſtère public à fin de réconſtruction.

visées (c) , quels ont été les effets & les suites de cette opération ? Hélas ils ne nous ap-
prennent que trop ce que nous devrions attendre de sa propagation , si elle avoit lieu ; dejà
on apperçoit une diminution sensible dans le nombre des bestiaux , & une augmentation nécessaire dans leur prix que l'on doit compter aux
étrangers qui les fournissent & qui sort de la
circulation de l'argent en Artois. Le lait , le
beurre , l'huile & les autres denrées de cette es-
péce , augmentent également de prix ; le Commerce même des grains les plus nécessaires a
perdu de sa force & de son étendue ; que se-
roit-ce si la division s'opéroit pour toutes les Fermes ? Et les habitans des Campagnes qui , sé-
duits par la perspective de récoltes qu'ils croyoient
devoir être plus abondantes en proportion des
engrais mis sur les terres qu'on leur offroit par
les Fermiers à qui on les ôtoit , ont pris ces terres à un fermage qui devoit devenir excessif par

_____

(c). Je ne doute pas que dans le nombre des Propriétaires qui ont exécuté cette division , il ne s'en trou-
ve qui ayent été guidés par la bienfaisance & la flateuse
idée de procurer aux habitans des Campagnes, un bien-être
réel ; ceux-là n'ont d'autre réproche à se faire que de
s'être laissés séduire trop légérement ; mais combien d'autres ont été conduits par des motifs moins nobles & moins
généreux dans l'exécution du même plan.

la fuite, n'ont-ils pas déja été la plûpart obligés d'en abandonner la Culture ? N'est-il pas même arrivé que certains Propriétaires trompés par l'événement, défefpérés de voir leurs terres épuifées, les ont offert à leurs anciens Fermiers qui n'ont pas même cru pouvoir en rendre la moitié du fermage qu'ils en donnoient avant qu'on les leur eut ôtées.

Enfin les nouveaux Occupeurs, après avoir eu la douleur de voir leurs épargnes confommées par les pots de vin & les frais de Baux, n'ont-ils pas eu celle de voir le refte de leur petite fortune annéanti par ceux qu'ont entraînés des pourfuites des Propriétaires contr'eux.

Eh ! Combien d'autres inconvéniens dont on voit le germe développé fortiroient de la divifion totale des Fermes. Je ne finirois pas, fi j'entreprenois de les énumérer. Je crois avoir prouvé que leur réfultat feroit la ruine de la Province & de fes Habitans, en établiffant que les vues d'intérêt public & particulier, l'avantage de la Province, j'ai prefque dit du Royaume, la théorie & l'expérience concourrent également à faire décider qu'il n'eft pas utile en Artois de divifer les Fermes & Exploitations des terres.

O ma Patrie, ô mes Concitoyens, je me

sens élevé au-dessus de moi-même ; lorsque je
songe aux motifs qui m'ont déterminé à tracer
quelques observations que j'ai cru pouvoir concourir à votre bonheur, à votre sûreté. Je vous
devois l'emploi des foibles talens que le ciel m'a
donnés ; acceptez-en l'hommage ; mon cœur est
satisfait.

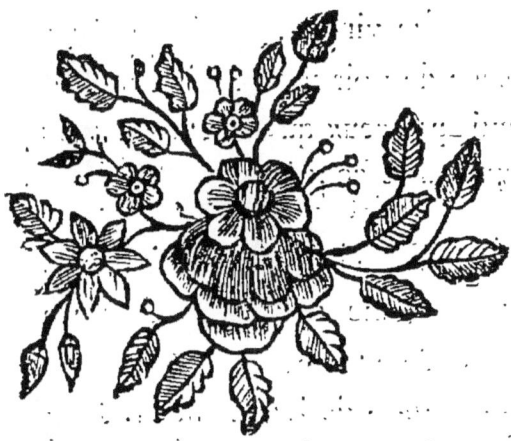

www.ingramcontent.com/pod-product-compliance
Lightning Source LLC
Chambersburg PA
CBHW060530200326
41520CB00017B/5188